PATHOGÉNIE DE LA COLITE

SON CHIMISME URINAIRE

ACTION DU MASSAGE ABDOMINAL

PAR

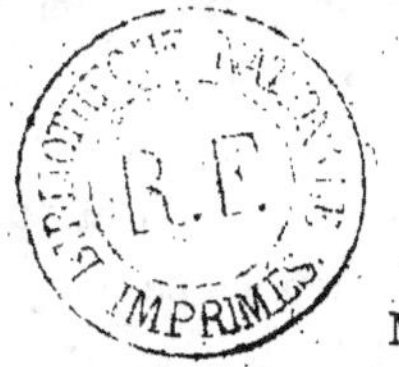

M. CAUTRU

ANCIEN INTERNE DES HOPITAUX DE PARIS

COMMUNICATION FAITE A LA *Société de Thérapeutique de Paris*.
Séance du 25 Janvier 1905.

PARIS
OCTAVE DOIN, ÉDITEUR
8, PLACE DE L'ODÉON, 8

1905

ENTÉRITE - MUCO-MEMBRANEUSE

Dans cette intéressante discussion (1) sur l'entérite muco-membraneuse, de nombreuses causes sont invoquées pour en expliquer la production, qui paraissent très différentes les unes des autres. En dehors cependant de la cause purement nerveuse, admise déjà par Soupault et défendue ici par G. Lyon, tout se résume dans un trouble vaso-moteur intestinal avec irritation de la muqueuse : abus des purgatifs, des grands lavages caustiques, lithiase intestinale, infection due à une sécrétion biliaire insuffisante, acidité du chyle par hyperchlorhydrie, etc.

Mais cela ne suffit pas dans tous les cas et bien fréquemment ces différentes causes existent sans provoquer le symptôme « muco-membrane ». Il faut souvent autre chose, ainsi que le disait très justement notre collègue Bouloumié dans la dernière séance, une sorte de « diathèse congestive » qui se voit ordinairement chez des sujets catalogués tous, à tort peut-être, comme arthritiques, diathèse qui est en réalité la cause première sur laquelle viennent se greffer les causes déterminantes irritatives qui n'arrivent que dans ces conditions à faire de l'entérite muco-membraneuse, une maladie. Cette variété d'entérite qui nous occupe est, en effet, très fréquente chez les malades atteints de troubles circulatoires abdominaux.

La gastrite parenchymateuse d'Hayem (dyspepsie chloro-organique), par exemple, caractéristique d'une congestion de la muqueuse gastro-intestinale, et dans laquelle au point de vue circulatoire abdominal se voient des troubles profonds des phénomènes

---

(1) Suite de la discussion sur l'entéro-colite membraneuse.

osmotiques (Winter), est fréquemment compliquée de cette affection et se voit chez les arthritiques à tendance congestive, les chlorotiques, certains tuberculeux au début, etc. De plus, en relisant mes observations, je retrouve à chaque instant dans les antécédents personnels de mes malades des coïncidences telles que celles-ci : migraines, névralgies diverses, métrorrhagies, hémorrhoïdes, congestion appendiculaire (*appendicite médicale*), congestion hépatique, rein gros et abaissé (cause évidente d'une gêne dans la circulation abdominale), angines ayant toujours précédé la crise d'entérite muco-membraneuse, laryngites, congestions à *bascule*, certaines malades voyant disparaître leur entérite pendant les règles ou pendant une poussée hémorrhoïdaire; action heureuse, quand il est fait doucement, du massage abdominal, ce puissant régulateur de la circulation locale et générale, etc..., faits rapportés ici par G. Weber d'après Delacour, qui nous montrent l'appareil lymphoïde de l'économie pouvant être atteint dans ses diverses parties et donnant lieu à des symptômes différents, rhino-pharyngés ou abdominaux selon les influences héréditaires et les causes déterminantes, etc... Voici, à l'appui de cette thèse, trois cas qui m'ont paru intéressants par la série d'accidents congestifs qui les ont accompagnés, accidents parmi lesquels on relève même la congestion appendiculaire. Une de mes malades, jeune fille de vingt-quatre ans, que je vis en janvier 1902 et dont voici le chimisme (dyspepsie chloro-organique),

$$A = 199 - H = 15 - C = 175 - H + C = 190 - T = 317 -$$

$$F = 127 - \alpha = 105 - \frac{T}{F} = 2,50 \text{ (Winter, 16 janvier 1902)},$$

avait des crises gastriques terribles, de l'entérite membraneuse, le cæcum et l'appendice douloureux. En deux mois de massages, tout disparut. En 1903, elle eut une *hypertrophie congestive du foie* avec ictère léger; le massage la guérit encore; six mois après, série d'*angines*, puis *phlébite* de la jambe gauche guérie à Bagnoles. De temps en temps, nouvelles poussées d'entérite. Le *point douloureux appendiculaire* reparaît; en février 1904, ablation de

l'appendice que l'on trouva congestionné, adhérent au cæcum :
depuis, santé parfaite. Le père est mort de congestion cérébrale.

En voici une autre : Il s'agit d'une dame de 41 ans qui eut la
fièvre typhoïde à dix-huit ans, fut curettée pour *métrite hémor-
rhagique* à trente-cinq ans, fut sujette à partir de ce moment à des
alternatives de constipation et de diarrhée, eut une grippe infec-
tieuse en 1900, de l'entérite muco-membraneuse ensuite, de
l'*appendicite* trois mois après, fut opérée en avril 1902, et que je
vis en novembre 1903 en proie à une entérite muco-membraneuse
chronique, des digestions lentes et pénibles, des nausées et des
indigestions fréquentes; elle n'allait à la selle que grâce à des
lavages quotidiens. Son chimisme gastrique était celui de la
dyspepsie congestive (chloro-organique d'Hayem) :

$$A = 208 - H = 26 - C = 182 - H + C = 208 - T = 383 - F =$$
$$175 - \alpha = 100 - \frac{T}{F} = 2,18 \text{ (Winter, 18 novembre 1903)}.$$

Je lui fis quelques lavages d'estomac qui ramenèrent des
glaires abondantes, et des massages abdominaux par séries de 8
à 10; j'obtins rapidement un excellent résultat : disparition des
muco-membranes, de la constipation et des nausées. La malade,
que je n'ai pas soignée d'ailleurs depuis juin dernier, est aujour-
d'hui complètement guérie.

Une troisième malade, jeune fille de vingt-deux ans, atteinte
de *dyspepsie congestive* ($C = 250 - T = 400$) subit successive-
ment une ablation de *tumeurs adénoïdes*, une dilatation anale
pour *hémorrhoïdes*, enfin une *appendicectomie*; le tout accom-
pagné, par crises, d'entérite membraneuse. Quatre cures
à Châtel-Guyon, les massages l'avaient tour à tour beaucoup
améliorée. Elle conservait une douleur cæcale qui augmentait
pendant les périodes de constipation; l'*ablation de son appendice*
qui fut trouvé congestionné, adhérent en tire-bouchon autour du
cæcum et qu'il fallut sculpter en quelque sorte, amena la gué-
rison définitive de la malade. — Je pourrais rapporter un grand
nombre de cas semblables avec ou sans appendicite congestive

chez lesquels le massage a fait merveille, guérissant la cause et l'effet en même temps, cas dans lesquels la pléthore la congestion jouaient le plus grand rôle; mais je dois ajouter qu'il y a des insuccès et que le massage retrouve ici comme ailleurs ses contre-indications; il doit céder le pas à l'électricité, par exemple, et aux eaux de Plombières, de Luxeuil, de Bagnoles, dans l'entérite avec hyperchlorhydrie chez les névropathes, demander dans un grand nombre de cas le concours des eaux de Châtel-Guyon, de Brides, de Vichy, ainsi que Bouloumié nous l'a si bien rappelé dans la séance précédente. Mais je ne veux pas m'attarder. Disons seulement en passant qu'à mon avis ces trois agents physiques : massage, électricité, hydrothérapie minérale externe, agissent de la même façon : en *modifiant la pression sanguine*, en *facilitant* les *échanges osmotiques*, en *régularisant* en un mot la *circulation abdominale*. C'est une question de degrés. L'hydrothérapie interne agit en plus comme un sérum et comme un excitant hépatique.

Puisque je m'occupe plus spécialement de massage abdominal, je dirai, en terminant cette partie de ma communication, que les résultats obtenus seraient bien meilleurs si les effets physiologiques du massage étaient mieux connus. Les modifications profondes, rapidement obtenues sur la pression sanguine, sur les pulsations, ont fait l'objet d'un travail publié par moi dans les *Archives générales de Médecine*, le 17 mai 1904. Je fais passer sous vos yeux les planches qui sont contenues dans ce travail afin que vous vous rendiez compte de ce qu'on arrive à faire avec cinq et dix minutes de massage abdominal. Dans un des cas, la pression au bout de cinq minutes est descendue de 21 à 16 centimètres de mercure, le pouls tombé de 88 à 80 ; dans une autre, elle est montée de 13 à 18 dans le même laps de temps. Les tracés montrent une tendance à la régularisation après le massage. Ce n'est donc pas un agent thérapeutique inoffensif. Il doit être dosé comme un médicament actif et fait de façon différente selon que le malade est atteint d'atonie ou de spasme. Il faut souvent aussi espacer les séances de massage, les mettte tous les deux ou trois jours s'il se produit une réaction intestinale violente.

Sachez, enfin, que l'*on masse toujours trop longtemps et trop fort*.

En outre de ce point de pathogénie sur lequel je désirais attirer votre attention, de cette théorie de la « congestion », comme cause prédisposante de l'entérite muco-membraneuse, je voudrais dire quelques mots des conséquences de cette affection, des raisons de son retentissement sur l'état général souvent si altéré à la longue. En effet, les malades maigrissent, se neurasthénisent et les prédisposés deviennent bacillaires ou cancéreux, le terrain affaibli étant devenu propice à l'éclosion d'une diathèse latente. Pourquoi? Pourquoi aussi, malgré des régimes sévèrement suivis, la durée désespérante, les rechutes de cette entérite dont les effets (neurasthénie, hyperchlorhydrie nerveuse) deviennent cause à leur tour, le malade se trouvant dans un cercle vicieux dont il ne peut plus sortir?

Un fait me paraît acquis : les urines des malades atteints d'entérite muco-membraneuse chronique sont hypo-acides, souvent alcalines à jeun, avec phosphaturie intense au début, puis hypophosphatie dans les phases avancées de l'affection.

Cette hypo-acidité urinaire est nettement marquée chez les hyperchlorhydriques et due au passage dans le sang de la soude en excès provenant de la décomposition des chlorures gastriques; elle est quelquefois en apparence atténuée dans les autres formes de dyspepsie, dans la forme chloro-organique par exemple (dyspepsie congestive) qui n'est la plupart du temps qu'une hyperchlorhydrie tardive, atténuée, dis-je, ou plutôt masquée par des acides de fermentation, et c'est pourquoi on trouve encore (méthode Joulie) des chiffres de 3,10-3,12-2,57 (normale : 4,55) à côté d'urines alcalines ou à acidité de 0,51-0,30, etc., avec une phosphatie oscillant entre 4,25-6,79 et 17,29-14,73-16,08 (normale : 11,17), chiffres que j'emprunte au hasard de mes observations. Le plus souvent il y a une densité exagérée de l'urine émise à jeun. L'hypo-acidité, la densité exagérée sont deux facteurs favorables à la production de précipités salins insolubles dans l'organisme, ce qui explique la coïncidence de l'affection qui nous occupe, avec les lithiases hépatique, rénale, intestinale même, le rhumatisme chronique... l'albuminurie phosphaturique, etc...   ,

Cette hypo-acidité sanguine et par conséquent urinaire, qui va souvent jusqu'à l'alcalinité, s'explique, d'après M. Joulie et d'après mes propres recherches, par la résorption au niveau de la muqueuse intestinale, de l'ammoniaque provenant de la fermentation intestinale des matières azotées alimentaires échappées à la digestion et peut-être aussi par la décomposition et la résorption d'une partie des néo-membranes elles-mêmes. Elle est donc entretenue, et par l'hyperchlorhydrie d'emblée ou tardive grâce à un excès de soude qui repasse dans le sang, et par l'ammoniaque qui chez les entéritiques se résorbe, au lieu d'être emporté par les selles comme cela se passe chez les individus dont l'intestin fonctionne normalement.

Que faire pour remédier à cet état de choses? Il faut évidemment s'adresser au régime pour réduire au minimum les fermentations intestinales, faire quelques lavages de temps en temps, mais sans en abuser, pour enlever les déchets fermentescibles irritatifs, et remédier à l'hypo-acidité et à la phosphaturie par une médication appropriée. L'acide phosphorique peut rendre de grands services. Il sera très dilué afin de ne plus être caustique. S'il était mal toléré, ce qui arrive parfois, au début du moins, on le remplacerait par des piqûres d'huile phosphorée qui remontent rapidement l'acidité urinaire, puis l'acide, mélangé dans de fortes proportions au phosphate de soude, finit par être toléré dès que la situation s'est améliorée. L'emploi de sels alcalins insolubles, avant les repas et deux heures après, facilite encore cette tolérance. Je me suis expliqué ailleurs (Congrès de Médecine 1900, — *Presse Médicale*, 14 septembre 1904) sur les indications, les contre-indications et l'innocuité de ce médicament; je ne puis m'y étendre ici.

Pour me résumer, je dirai en terminant que deux indications principales sont à remplir dans le traitement de l'entérite muco-membraneuse : *régulariser la circulation abdominale*, dont les désordres jouent un grand rôle dans la pathogénie et la durée de cette affection, par le massage, l'électricité, les eaux minérales, etc..., *combattre les causes et les effets de l'hypo-acidité sanguine, de la phosphaturie*, qui aggravent et entretiennent l'affection, par la désinfection intestinale et la médication phosphorique phosphatée.

DISCUSSION

M. Bouloumié. — Plusieurs points de l'intéressante communication de M. Cautru doivent retenir notre attention. M. Cautru nous dit qu'il fait avec avantage le massage du ventre chez les malades atteints d'appendicite chronique d'emblée (qu'il appelle *l'appendicite médicale*, par opposition à *l'appendicite* qu'on pourrait appeler *chirurgicale* en raison de la fréquence de l'intervention qu'elle nécessite). Je suis, comme lui, d'avis qu'il faut distinguer — et je l'ai dit dans la dernière séance — les appendicites chroniques d'emblée, celles qu'on voit assez souvent exister avec l'entéro-colite muco-membraneuse et qui peuvent être confondues avec celle-ci et avec l'entéro-typhlo-colite, et les entérites infectieuses, à début soudain généralement et à tendance particulièrement infectante, qui, le plus souvent, indiquent l'opération. Je crois néanmoins qu'il faut être très prudent dans le traitement par manœuvres externes même des premières, et j'avoue que je me range à l'opinion et à la pratique de mes collègues de Plombières et de Châtel-Guyon, qui proscrivent tout massage quand il y a soupçon d'appendicite et, *a fortiori*, quand il y a appendicite certaine, si bénigne soit-elle en apparence.

Les faits rapportés par M. Cautru montrent, il est vrai, que, grâce à son habileté manuelle, à son irréprochable technique, à la légèreté et à la brièveté de son massage, il a pu calmer les douleurs et faciliter les selles sans provoquer des symptômes appendiculaires ou les exagérer, mais aussi qu'il n'a pu arriver à rendre l'opération évitable, puisqu'à un moment donné les malades qu'il nous a cités ont dû être opérés.

De là, il ressort que, de même qu'on a pu masser avec avantage certaines phlébites à une période peu éloignée de leur début, de même on a pu masser sans inconvénient et parfois avec un certain succès des appendicites chroniques, mais que c'est là une pratique trop délicate, et trop dangereuse par cela même si elle n'est confiée à des mains particulièrement expertes, pour qu'on puisse la préconiser sans avoir à redouter que les inconvénients n'en dépassent les avantages. Cette réserve faite, je me plais à reconnaître que le massage bien exécuté, étant un remarquable régulateur de la circulation abdominale et un excellent moyen de lutter aussi bien contre le spasme musculaire de l'intestin que contre son atonie, à la condition d'employer le mode approprié à chacun de ces deux états opposé, peut rendre à ce double titre les plus grands services dans le traitement de l'entéro-colite muco-membraneuse.

C'est avec raison que M. Cautru a rapproché son action de celle de l'électricité et de l'hydrothérapie ; MM. Delherm et Zimmern ont insisté, ici même, sur celle de l'électricité et montré qu'elle produisait des effets incontestablement régulateurs de l'asthénie musculaire de l'intestin, et j'ai moi-même tout récemment dit que la douche sous-marine, très en usage à Plombières et à Châtel-Guyon, agissait à la façon d'un massage très doux, et partant très utile, de l'intestin, et que c'est à ce massage aussi bien qu'à l'influence de la température de la douche, un peu plus élevée que celle du bain, qu'on pouvait attribuer les bons effets de ces applications hydrothérapiques locales.

Une autre analogie me paraît à signaler, celle qui existe entre le mode d'emploi du massage et celui de l'entéroclyse. J'insistais sur la nécessité d'espacer les séances d'entéroclyse, de les donner à témpérature à peu près indifférente, peu abondants, sans pression ; M. Cautru a fait de même en ce qui concerne le massage abdominal et, pour les mêmes raisons, il établit que celui-ci doit être doux, peu prolongé, pratiqué seulement tous les deux ou trois jours, etc., etc.

Ce que nous devons retenir des constatations qui ont conduit à modifier si radicalement la pratique première de ces deux agents thérapeutiques, c'est que les moyens doux à action lente et sans effets immédiats très appréciables rendent plus de services que les moyens violents qui semblent au premier abord plus efficaces, mais qui, en réalité, le sont moins et sont en outre dangereux.

M. Cautru, bien que n'aimant pas le terme d'arthritisme, qu'il trouve trop vague, est bien forcé de reconnaître son importance quand il s'agit d'expliquer pourquoi le syndrome de l'entérite muco-membraneuse devient une véritable maladie ; et c'est précisément parce que l'entéro-colitique est presque toujours un arthritique que les cures hydrominérales constituent un élément, sinon essentiel, du moins des plus utiles, de son traitement et que, dans certains cas, il a obtenu de très bons résultats du traitement phosphorique prolongé.

M. Brochi. — J'ai été heureux d'entendre les paroles de MM. Cautru et Bouloumié à propos du massage. Nous sommes, à l'heure actuelle, envahis dans les villes d'eaux par des masseurs et des masseuses qui massent à tour de bras et font d'ordinaire plus de mal que de bien. A l'heure actuelle, je les emploie de moins en moins et opère le plus souvent moi-même et suis absolument d'accord avec M. Cautru pour pratiquer le massage d'une façon très douce et seulement pendant quelques minutes, surtout chez les nerveux présentant des spasmes.

A propos des lavages intestinaux, je voudrais également dire quelques mots. Il ne faudrait pas les condamner parce qu'on a abusé d'eux ; maintenant on les emploie d'une façon rationnelle et méthodique dans les villes d'eaux, et ils rendent assez souvent de grands services en exonérant l'intestin et en faisant cesser les spasmes dans un grand nombre de cas. On emploie pour cet usage un appareil à pression constante qui est bien supérieur à tous les autres et permet de faire de grands lavages de l'intestin sans provoquer aucune douleur.

M. G. Bardet. — De la communication de notre collègue Cautru, je retiens deux points principaux : 1° massage de l'intestin ; 2° traitement de l'arthritisme par médication générale.

Je ne suis pas, comme M. Bouloumié, l'ennemi du massage dans la colite, même si des phénomènes appendicitaires ont été observés. Mais je suppose, bien entendu, qu'il ne s'agit pas d'appendicites chirurgicales. M. Cautru a dit *appendicite médicale*. Or, ayant eu à me préoccuper dans ma famille de cette grave question d'appendicite, j'ai étudié avec le plus vif intérêt tous les cas qui se sont présentés autour de moi, soit à l'hôpital, soit dans la ville, et voici ce que j'ai constaté : chez une grande quantité de dyspeptiques il se produit une réaction intestinale dans la région cæcale, retentissement qu'on a aujourd'hui tendance à prendre pour une appendicite et que j'appellerais volontiers *pseudo-appendicite*. Ces malades-là, quand on les observe en dehors des crises, présentent toujours de l'encombrement intestinal dans le cæcum, il y a distension considérable par les matières, distension peut-être amenée par un vice de forme ou de position du côlon ascendant, à l'angle qu'il fait avec le transverse. Notre Secrétaire M. Vogt, mieux que moi, pourrait vous dire le bon effet tiré dans ces cas du massage intelligemment pratiqué, car c'est lui qui m'a appris ce que je sais à cet égard, et je puis affirmer que le pétrissage soigneux effectué tous les soirs de manière à faire remonter les matières vers le côlon transverse produit, surtout quand il est pratiqué dans le bain, des effets remarquables et qu'on peut ainsi éviter des crises. Je crois donc que, dans beaucoup de cas bien choisis (c'est naturellement une question de tact et de mesure, comme dans toute la thérapeutique), on peut obtenir du massage des effets excellents.

M. Cautru nous a parlé des bons effets de l'acide phosphorique dans l'arthritisme et il a insisté sur l'importance, dans ce cas, de la réaction urinaire. Joulie, je le reconnais très volontiers, nous a utilement éclairés, car c'est à lui que nous devons une saine interprétation de la neutralité et de l'alcalinisation des urines, c'est à lui également que l'on doit de savoir que l'acide phosphorique est un excellent médicament, très bien supporté. Mais j'avoue que je ne suis jamais arrivé à comprendre l'arthritisme, notion d'une telle généralité qu'elle embrasse tout ce que nous ne comprenons pas. Le syndrome hypo-acidité urinaire est pour moi un facteur pathologique très simple, d'essence purement chimique, toujours corrélatif de l'hyperchlorhydrie d'une part, par libération d'un excès de soude, chez les gens à fonction biliaire insuffisante, et, d'autre part, de la mauvaise utilisation des aliments azotés qui sont toujours pris en excès et fournissent alors de l'ammoniaque. Pour rétablir la réaction normale du sang et, par suite, celle des urines, il suffit, comme je l'ai indiqué ici même, d'instituer un régime normal, établi d'après les capacités digestives du sujet. L'administration de l'acide phosphorique corrige assurément de manière favorable la mauvaise condition physiologique du malade; mais c'est un pis-aller, et il est préférable de supprimer la cause du trouble, ce qui est très facile.

Cependant, je reconnais que l'acide phosphorique, au point de vue digestion, peut avoir de grands avantages parce qu'il fait des acidalbumines d'excellente qualité et qu'il prévient l'hypersécrétion gastrique dans d'assez heureuses conditions.

M. Cautru. — Je suis de l'avis de Bouloumié; il faut être très prudent dans le massage des entérites avec appendicite ou mieux « congestion appendiculaire ». Ces appendicites chroniques d'emblée, qu'on pourrait appeler « médicales » pour les opposer aux appendicites aiguës, suppurées, gangréneuses, « chirurgicales », bénéficient, comme le reste de l'intestin congestionné, d'un massage doux, vibratoire, d'un effleurage léger. J'ai remarqué que 50 p. 100 des constipés et des dyspeptiques ont la région cæcale douloureuse à la pression. Or où finit la douleur cæcale pour devenir appendiculaire? C'est bien difficile à dire, et en massant avec prudence il n'y a aucun danger. Au contraire la douleur disparaît dans un grand nombre de cas après quelques séances. J'ai pris, pour le prouver, parmi mes observations, celles où j'avais fait pendant plusieurs années, à diverses reprises, des massages de l'abdomen et de la région cæcale pour des constipations chroniques, chez des malades atteints sûrement d'appendicite « congestive », puisqu'elles ont été opérées ensuite. Eh bien, jamais je n'ai eu d'accident. Dans quelques cas assez rares la douleur cæcale a augmenté un peu pendant quelques heures, après le massage ; mais, des compresses humides, le repos en avaient toujours raison. D'un autre côté, je considère comme une contre-indication au massage une crise aiguë antérieure d'appendicite vraie, avec fièvre, défense musculaire, vomissements, etc.

Enfin, je le répète, masser ne veut pas dire malaxer, pétrir brutalement comme, hélas! cela se fait trop souvent.

Je répondrai à M. Bardet que, comme lui, je ne comprends pas grand'chose à cette fameuse diathèse appelée « arthritisme ». Je préfère, pour le cas qui nous occupe au moins, employer le mot de *diathèse congestive*. L'arthritisme comprend vraiment trop de choses différentes et s'attribue à des tempéraments trop complètement opposés pour mériter sa réputation de diathèse unique.

Il s'agit, je crois, de malades dont le système nerveux n'est pas absolument normal. Cet état « d'équilibre instable » de l'énergie nerveuse s'accompagne, par troubles vaso-moteurs, de phénomènes *congestifs* qui donnent d'abord des symptômes « *sans lésion* », *passagers* (migraines, névralgies, gastralgies, troubles mentaux fugaces, douleurs vagues dites rhumatismales, flux divers, etc...). C'est alors qu'une médication intempestive peut changer, en ce qui concerne le tube digestif principalement, la *congestion* en *inflammation*, et qu'une médication *physique* (massage, électricité, eaux thermales, etc...) et *physiologique* (tisanes diurétiques, saignée à laquelle on reviendra, révulsifs divers, etc...) sera préférable à l'emploi prolongé de médicaments plus ou moins caustiques.

Ensuite, tôt ou tard, se font des troubles dépendant de *précipités salins*, précipités dont la nature varie selon que les malades rentrent dans la catégorie des hyper ou des hypo-acides sanguins (Joulie). Ces sels insolubles (carbonates, oxalates de chaux, de potasse, urates, etc.) donnent lieu à des symptômes différents, selon le siège qu'ils occupent et le temps qu'ils mettent à se dissoudre.

Ainsi peuvent s'expliquer la plupart des affections chroniques, qui ornent la diathèse en question. Je compte reprendre cette étude plus tard, ce n'est pas le moment ici.

Je suis heureux de voir M. Bardet confirmer mes idées sur la nécessité qu'il y a à remonter l'acidité générale des malades atteints d'entérites chroniques, l'hypo-acidité, et la déminéralisation consécutive, expliquant la déchéance organique de ces sujets.

Comme lui, j'ai vu remonter l'acidité par le régime, la désinfection intestinale, un excitant hépatique, etc..., les fermentations ammoniacales disparaissant ainsi de l'intestin; mais si l'acidité remonte, la déminéralisation se répare beaucoup plus lentement et l'acide phosphorique ainsi que les piqûres dont j'ai parlé peuvent être d'une grande utilité.

60.881 — PARIS. IMPRIMERIE F. LEVÉ, 17, RUE CASSETTE.

PARIS. — IMPRIMERIE F. LEVÉ, RUE CASSETTE, 17.

www.ingramcontent.com/pod-product-compliance
Lightning Source LLC
LaVergne TN
LVHW020108070726

842525LV00018B/2325